BEI GRIN MACHT SICH IHR WISSEN BEZAHLT

- Wir veröffentlichen Ihre Hausarbeit, Bachelor- und Masterarbeit

- Ihr eigenes eBook und Buch - weltweit in allen wichtigen Shops

- Verdienen Sie an jedem Verkauf

Jetzt bei www.GRIN.com hochladen und kostenlos publizieren

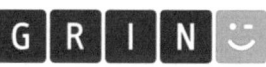

Bibliografische Information der Deutschen Nationalbibliothek:

Die Deutsche Bibliothek verzeichnet diese Publikation in der Deutschen Nationalbibliografie; detaillierte bibliografische Daten sind im Internet über http://dnb.d-nb.de/ abrufbar.

Dieses Werk sowie alle darin enthaltenen einzelnen Beiträge und Abbildungen sind urheberrechtlich geschützt. Jede Verwertung, die nicht ausdrücklich vom Urheberrechtsschutz zugelassen ist, bedarf der vorherigen Zustimmung des Verlages. Das gilt insbesondere für Vervielfältigungen, Bearbeitungen, Übersetzungen, Mikroverfilmungen, Auswertungen durch Datenbanken und für die Einspeicherung und Verarbeitung in elektronische Systeme. Alle Rechte, auch die des auszugsweisen Nachdrucks, der fotomechanischen Wiedergabe (einschließlich Mikrokopie) sowie der Auswertung durch Datenbanken oder ähnliche Einrichtungen, vorbehalten.

Impressum:

Copyright © 2018 GRIN Verlag
Druck und Bindung: Books on Demand GmbH, Norderstedt Germany
ISBN: 9783668867925

Dieses Buch bei GRIN:

https://www.grin.com/document/455795

Anonym

Gewalt in der Pflege. Ein Erfahrungsbericht

GRIN Verlag

GRIN - Your knowledge has value

Der GRIN Verlag publiziert seit 1998 wissenschaftliche Arbeiten von Studenten, Hochschullehrern und anderen Akademikern als eBook und gedrucktes Buch. Die Verlagswebsite www.grin.com ist die ideale Plattform zur Veröffentlichung von Hausarbeiten, Abschlussarbeiten, wissenschaftlichen Aufsätzen, Dissertationen und Fachbüchern.

Besuchen Sie uns im Internet:

http://www.grin.com/

http://www.facebook.com/grincom

http://www.twitter.com/grin_com

Evangelisches Berufliches Montessori Gymnasium
Fachrichtung Gesundheit und Soziales

Praktikumsbericht und Belegarbeit
im Fach Gesundheit und Sozial
Gewalt in der Pflege
Klasse 11

:

Inhaltsverzeichnis

1.	Einleitung	1
1.1	Erläuterung der Fragestellung	1
1.1.1	Definition von Gewalt	1
1.2	Einordnung des Themas	1
1.3	Zielsetzung der Arbeit	1
1.4	Vorstellung der Arbeit im Inhalt	2
1.5	Begründung der Themafindung	2
2.	Ablauf des Praktikums in der Altenpflege	2
2.1	Tätigkeiten des Praktikums laut Vorschrift	2
2.2	Ablauf des Praktikums im analysierenden Fall	3
2.3	Resultat	3
3.	Bisheriger Wissensstand	4
3.1	Augenzeugenberichte	4
3.2	Darstellung der Konsequenzen für die Arbeit	5
4.	Gewalt in der Pflege definierter	5
4.1	Definition von Gewalt in der Pflege	5
4.2	Arten der Gewalt	6
4.3	Rechte der Pflegebedürftigen	6
5.	Andere Fälle auf Grundlage des Themas basierend	7
5.1	„Whistleblower im Altersheim"	7
5.2	„Machtmissbrauch im Altersheim"	7
5.3	Beschreibung der Pflegeeinrichtung laut Heimleitung	8
6.	Diskussionen	8
7.	Fazit und Ausblick	8
8.	Anlagen	10

1. Einleitung

1.1. Erläuterung der Fragestellung

Das Thema dieser wissenschaftlichen Arbeit ist „Gewalt in der Pflege". Diese Problematik wurde gewählt, da ein 2-wöchiges Praktikum in einer Pflegeeinrichtung für Senioren absolviert wurde. Die Erwartungen im Vorfeld an das Praktikum waren: ein guter Umgang mit den zu pflegenden Bewohnern, ein angenehmes aber professionelles Arbeitsklima und eine, für die Praktikumsdauer entsprechende, gute Integration in das Team, zudem eine gute Zusammenarbeit.

Die Erwartungen an das Praktikum wurden schon am ersten Tag der ersten Woche nicht bestätigt, da es bereits innerhalb weniger Stunden negative Überraschungen der dort vorherrschenden Zustände gab.

1.1.1. Definition von Gewalt

Laut Duden lautet die Definition von Gewalt: *„unrechtmäßiges Vorgehen, wodurch jemand zu etwas gezwungen wird."* [1]

1.2. Einordnung des Themas

Das Thema „Gewalt in der Pflege" fällt allgemein in die Rubrik der Altenpflege bzw. des Pflegewesens. In dieser Belegarbeit soll sich der Schwerpunkt jedoch hauptsächlich auf die Pflege und deren Probleme in Altersheimen richten, da zu diesem Thema Augenzeugenberichte dargelegt und analysiert werden können.

1.3. Zielsetzung der Arbeit

Mit dieser Belegarbeit soll die Problematik von Gewalt in Senioren- und Pflegeeinrichtungen dargestellt und Klarheit über die Realität geschaffen werden. Das Ziel ist es, über dieses Thema aufzuklären und eventuell durch diese Aufklärung die Problematik zu verringern bzw. zu verhindern. Diese wissenschaftliche Arbeit soll anregen, darüber nachzudenken, welches Pflegeheim möglicherweise einmal gewählt werden wird.

---

[1] Definition von Duden: https://www.duden.de/rechtschreibung/Gewalt letzter Zugriff 10.05.2018

1.4 Vorstellung der Arbeit im Inhalt

Ganz allgemein bezieht sich die Belegarbeit im Hauptteil auf die Bedeutung von Gewalt in der Pflege im rechtlichen Sinne und auf die Augenzeugenberichte, die aufgrund des Praktikums geliefert werde können. Außerdem wird Bezug auf andere Vorfälle dieses Themenbereiches genommen. Die Vorstellungen einer optimalen Pflegeeinrichtung werden dargelegt und am Ende wird ein Fazit aus den erforschten Ergebnissen gezogen.

1.5 Begründung der Themafindung

Das Thema wurde aufgrund eines zweiwöchigen Praktikums gewählt und soll nun weiter erforscht werden. Im Laufe des Praktikums lief nicht alles nach den Vorschriften, die sowohl die Pfleger als auch die Praktikanten einzuhalten hatten. Es wurden Regeln, Praktikanten und vor allem Patienten stark vernachlässigt. Die Hauptaufgabe war, so schnell und so unkompliziert wie möglich viel Geld zu verdienen und die Gesundheit der Patienten in den Hintergrund zu stellen. Nicht nur die Patient, sondern auch die dort arbeitenden Praktikanten wurden unterwürfig behandelt. Die Leitung dieser Pflegeeinrichtung bekam von den dort herrschenden Zuständen allerdings nichts mit. Auf Grund dessen wurde dies schnell als Problematik erkannt und soll nun weiter analysiert werden.

2. Ablauf des Praktikums in der Altenpflege

2.1 Tätigkeiten eines Praktikums laut Vorschrift

Laut Gesetz dürfen minderjährige Praktikanten leichte Arbeiten ohne gesundheitliche Risiken verrichten. Dies währen im Fall der Altenpflege die Hilfe bei der Nahrungsaufnahme, kellnerähnliche Tätigkeiten, wie z.B. das Austragen und Verteilen des Mittagessens und die Betreuung bei sozialen Aktivitäten, wie z.B kreative Nachmittage mit Bastelangeboten oder Erzählstunden. Aufgaben, die Jugendliche körperlich und seelisch überfordern könnten, sind verboten, genau so wie Nacht- und Wochenendarbeit und Alleinarbeit.[2] Erst ab dem 18.

---

[2] Aufgaben eines Praktikums: https://www.bgw-online.de/DE/Arbeitssicherheit-Gesundheitsschutz/Unterweisung-Pflegepraktikum/Arbeitgeber-Schülerpraktikum.html letzter Zugriff 16.05.2018

Lebensjahres ist die Mithilfe bei dem An- und Auskleiden und der Körperpflege, der Patienten gestattet.[3]

2.2. Ablauf des Praktikums im analysierenden Fall

Jeder Tag des Praktikums in der Altenpflege lief hauptsächlich immer nach dem gleichen Schema ab. Der Arbeitstag begann täglich 07.30 und startete mit der Vorbereitung und dem Verteilen des Frühstücks an die Patienten, die ihren Tag im Bett bzw. auf dem Zimmer verbrachten. Innerhalb von 3 Tagen mussten sich die Praktikanten die einzelnen Bestellungen der Bewohner einprägen und durften sich keinen Fehler erlauben. 08:30 begann das Einsammeln der Essensreste und das Austeilen der Medikamente und Wasserflaschen. Kurz darauf wurde das dreckige Geschirr in den Geschirrspüler geräumt und die Pfleger und Praktikanten begaben sich in die Frühstückspause, in der die Reste des Frühstücks der Patienten gegessen wurde. Direkt nach dem Frühstück ging es weiter mit Bettwäsche wechseln, Zimmer putzen und das Desinfizieren der Handläufer. Um 11.30 teilten Pfleger und Praktikanten das Mittagessen aus und bei manchen Patienten wurde anschließend das Essen gereicht. Kurz darauf wurde auch dies wieder eingesammelt und die Pfleger aßen ihr Mittagessen. Danach durften auch die Praktikanten in die 1-stündige Pause gehen. Ab 14 Uhr geschah das selbe Prozedere der Ausgabe des Essens mit dem Kuchen und gegen 14:30 Uhr war die 7-stündige Schritt beendet.

2.3 Resultat

Anhand dieser beiden Beschreibungen der Tätigkeiten in der Altenpflege lässt sich schlussfolgern, dass viel zu viel von den Praktikanten erwartet und gefordert wird und sie laut des Gesetztes Aufgaben erledigen, die für ihr Alter entsprechend verboten sind. Außerdem werden Praktikanten unterwürfig behandelt und müssen die Arbeit erledigen, auf die die Pfleger und Ärzte eher abstoßend reagieren oder sich zu gut dafür fühlen.

---

[3] Verbote für Minderjährige :https://www.unimedizin-mainz.de/fileadmin/kliniken/betriebsarzt/Dokumente/Katalog-Praktikanten_ueber_18_Jahren__2_.pdf letzter Zugriff 16.05.2018

3. Bisheriger Wissensstand

3.1 Augenzeugenberichte

Aufgrund des Praktikums können aktuelle Augenzeugenberichte geliefert und analysiert werden. Der Umgang mit den dort lebenden Bewohnern auf der Station war erschreckend und unerwartet. Währenddessen die älteren Leute im Aufenthaltsraum saßen, wurde grundlos über diese hergezogen. Und dies bekamen die Patienten auch deutlich mit, denn nicht alle dort haben Beschwerden mit ihrem Gehör. Wenn einige der Pfleger schlecht gelaunt waren, dann ließen sie das an den Bewohnern des Heimes aus. Aufgrund dessen war die Stimmung oft angespannt und die zu Pflegenden hatten Respekt und Angst vor Ärzten und Pflegern. Wenn ein Bewohner auf der Station die Notrufklingel betätigte, wurde dies, aufgrund von Zeitmangel, ignoriert oder es wurde erst Stunden später nach dem Patienten geschaut. Oftmals waren zu wenig Pfleger in den verschiedenen Schichten auf der Station eingeteilt und da diese sich nicht zu sehr stressen lassen wollten, ließen sie das tägliche Wechseln der Windeln bei manchen Patienten strikt ausfallen. Dies bedeutete, das ein Patient für ungefähr einen Tag keine Körperpflege betreiben konnte. Auch erschreckend ist es, wenn es um das Thema Mittagessen geht. Die Pfleger sind diejenigen, die für die Bestellung der verlangten Gerichte verantwortlich sind. Jedoch bestellen sie immer mehr, als dass die Patienten überhaupt benötigen. Dies machen sie aus dem Grund, dass sie in ihrer Mittagspause kostenloses Mittagessen haben. Das hat, aufgrund der Menge des Essens, die Folge, dass die Preise für das Mittagessen steigen und die Bewohner somit die Verpflegung für die Angestellten mitfinanzieren. Einer der schlimmsten Fälle, der sich während der Praktikumszeit ereignete war folgender: Eine ältere Dame, die an Rücken- und Gelenkschmerzen leidet, fiel aus ihrem Bett und aufgrund ihrer Beschwerden schaffte sie es nicht alleine in ihren Rollstuhl oder auf ihr Bett zurück. Sie rief um Hilfe, da sie die Notrufklingel nicht betätigen konnte. Pfleger und Ärzte ignorierten im ersten Moment die Situation und die Azubis und Praktikanten durften auch nicht eingreifen bzw. helfen. Nach einiger Zeit holte ein Pfleger die alte Dame aus ihrem Zimmer, setzte sie in den Rollstuhl und brachte sie in den Aufenthaltsraum. Dort musste die Frau dann 3 Stunden ohne Trinken, Essen oder jegliche Beschäftigung verweilen. Der Grund dafür war, dass die Pfleger sie für ihren Unfall bestraften wollten. Als die Frau sich dann verteidigen wollte und sich das nicht gefallen ließ, antwortete der Pfleger, dass wir hier nicht bei „Wünsch dir was" wären und sie sich an die Regeln zu halten hätte. Patienten können sich also nicht gegen die dort herrschenden Zustände wehren, da ihnen selten geglaubt wird, wenn sie etwas berichten. Doch nicht nur die Patienten wurden unterwürdig behandelt, auch Praktikanten und Azubis behandelte man unter ihres Niveaus. Sie wurden angemeckert, wenn sie etwas falsch machten, jedoch erklärte man ihnen auch nicht, wie es richtig ging. Private Dinge der Praktikanten wurden von den Pflegern beurteilt und es wurde teilweise darüber gelacht. Viele Patienten entwickelten eine enge Bindung zu den Praktikanten und wirkten mit ihnen viel vertrauter, als das es die Pfleger waren. Dies lag daran, das die Praktikanten sich mit den älteren Leuten unterhielten und ihnen zuhörten und sie als Mensch betrachteten und auf deren Bedürfnisse eingingen.

3.2   Darstellungen der Konsequenzen für die Arbeit

Die Konsequenzen für die Erlebnisse während der Praktikumszeit, sind, dass Mitleid und Betroffenheit gegenüber der Bewohner entwickelt wird, dass die geschehenden Eindrücke weiter erzählt und somit dieser, ohne hin schon dringend gesuchter, Beruf noch abstoßender für potentielle Lehrlinge wird und dass das Altersheim schwerwiegend Problem mit dem medizinischen Gesundheitsdienst bekommen könnte.

4.   Gewalt in der Pflege definierter

4.1   Definition von Gewalt in der Pflege

Was als Gewalt empfunden wird, ist abhängig von gesellschaftlichen Normen, kulturellen und sozialen Einflüssen und persönlichen Werten. Von Gewalt in der Pflege können Patienten wie sowohl auch die Pfleger selbst betroffen sein. Die Weltgesundheitsorganisation WHO definiert Gewalt gegenüber älteren Menschen folgendermaßen: *„Unter Gewalt gegen ältere Menschen versteht man eine einmalige oder wiederholte Handlung oder das Unterlassen einer* *angemessenen Reaktion im Rahmen einer Vertrauensbeziehung, wodurch einer älteren Person Schaden oder Leid zugefügt wird."* [4]

4.2 Arten der Gewalt

Die Gewalt im Pflegewesen lässt sich nicht nur auf eine Art beschränken. Hierbei unterscheidet man zwischen folgenden Arten: [5] [6]

1. Körperliche Gewalt: Diese Form der Gewalt hinterlässt nachweisbare Verletzungen. Zu dieser Form der Gewalt zählen grob anfassen, schlagen, kratzen oder schütteln und unbequemes hinsetzen oder hinlegen.

2. Psychische Gewalt: Diese Gewalt ist auch als seelische Gewalt bekannt, sie kann verbal wie auch non-verbal statt finden. Zu der verbalen Gewalt zählen Beleidigungen, Demütigung und anschreien oder ähnliches. Die non-verbale Gewalt jedoch geschieht über Mimik, Gestik und Körperhaltung. Das kann zum Beispiel das Ignorieren eines Patienten sein.

3. Sexuelle Gewalt: Hierbei werden körperliche Übergriffe ohne Erlaubnis des Betroffenen getätigt. Es entsteht ein Schamgefühl und die Intimsphäre wird verletzt. Dieser intime Kontakt wird verlangt oder erzwungen.

4. Soziale Gewalt: Es handelt sich hier um die Einsperrung, Ausgrenzung oder Abschirmung eines Patienten. Dem Patient wird unzureichend im Alltag geholfen, er wird schlecht gepflegt und fühlt sich vernachlässigt.

4.3 Rechte der Pflegebedürftigen

Menschen, welche auf Hilfe in Heimen angewiesen sind, haben die selben Rechte, wie auch andere Menschen. Sie haben das Recht auf Selbstbestimmung, Respekt, Schutz vor Gefahren (psychisch sowie auch physisch), Sicherheit und Privatheit. Diese Rechte sind in 8 Artikeln in der sogenannten Pflege-Charta zusammengefasst (siehe Anlage 1). Werden diese

---

[4] Definition Gewalt in der Pflege: https://www.pflege-gewalt.de/wissen/definition/ letzter Zugriff 17.05.2018

[5] Arten der Gewalt in der Pflege: https://www.pflege-gewalt.de/wissen/definition/ letzter Zugriff 17.05.2018

[6] Arten der Gewalt: https://fachpflegewissen.de/2013/12/28/gewalt-in-der-pflege-auf-der-intensivstation/ letzter Zugriff 17.05.2018

Rechte verletzt, spricht man von Gewalt. Die Pflege-Charta kann als Hilfe und Leitfaden für die Bewohner in Pflegeeinrichtungen dienen. [7]

5. Andere Fälle auf Grundlage des Themas basierend

5.1 „Whistleblower im Altersheim"

Das Magazin „Zeit Online" veröffentlichte am 29.01.2017 einen Artikel unter der Überschrift: „Whistleblower im Altersheim". Hierbei handelt es sich um den allgemeinen Pflegenotstand und dessen Folgen. Viele Träger der Einrichtung wollen Geld sparen und die Folge daraus ist, dass sich zu wenig Altenpfleger um viel zu viel Bewohner kümmern müssen. Somit sind die Pfleger überfordert und es baut sich Druck auf, der dann an den Patienten abgelassen wird. Immer mehr Vorfälle von Misshandlung, und Vernachlässigung an alten Menschen kommen an die Öffentlichkeit. Es wird ein Fall dreier Krankenpfleger im pfälzischen Lambrecht beschrieben, welche wegen Mordes und Körperverletzung an einem Patienten verhaftet wurden. Sie verabreichten einem 85-jährigen dementen Mann eine Überdosis an Insulin und erstickten ihn anschließend mit einem Kopfkissen. Weitere Misshandlungen an den Patienten wurden von einer weiteren Pflegerin mit dem Handy gefilmt, welche dann an die Heimleitung weiter gereicht wurden. Dies wurde an die Polizei gegeben und es konnten Hinweise auf mögliche weitere Morde gewonnen werden. Bis zu 40 weitere Morde wurden darauf hin geprüft. [8]

5.2 „Machtmissbrauch im Altersheim"

Der Bericht der online Zeitung „taz", welcher am 06.11.2012 veröffentlicht wurde, handelt von der illegalen Tat eines Sohnes, welche seiner Mutter das Leben erleichterte. Eine 85-jährige demenzkranke ältere Dame berichtete deren Sohn immer und immer wieder, dass sie gequält werden würde. Jedoch glaubte er ihr lange nicht, bis er illegal eine Kamera in deren Zimmer installierte. Darauf war dann zu erkennen, dass die Pflegerin seiner Mutter an den Haaren zog und sie anschrie. Die Landesarbeitsgemeinschaft der freien Wohlfahrtspflege (LAG FW) fand heraus, dass meist Demenzkranke unter die Macht der Gewalt fallen

---

[7] Rechte der Patienten: https://www.pflege-gewalt.de/wissen/rechte-pflegebeduerftige/ letzter Zugriff 19.05.2018

[8] „Whistleblower im Altersheim" https://www.zeit.de/gesellschaft/zeitgeschehen/2017-01/gewalt-in-der-pflege-whistleblower letzter Zugriff 20.05.2018

und hilflos werden. Es wird darauf hingewiesen, dass jeder kleine Hinweis der Bewohner ernst genommen werden sollte. Laut Heinz Küpper ist Gewalt in so ziemlich allen Pflegeheimen vertreten. Er äußert sich zu dieser Problematik folgendermaßen: „Da stehen sich ein mächtiger und ein ausgelieferter Mensch gegenüber. Und die ausgelieferten Menschen verraten den Täter oft nicht. Tun sie es doch, wird ihnen vielfach nicht geglaubt." [9]

5.3 Beschreibung der Pflegeeinrichtung laut Heimleitung

Laut Prospekten wird die Pflegeeinrichtung, aus welcher aktuelle Augenzeugenberichte geliefert werden können, folgendermaßen beschrieben: „Das Wohlbefinden von Körper und Seele zu erhalten, zu fördern und gegebenenfalls wiederzuerlangen - das ist ganzheitliche Pflege, wie wir sie verstehen". Es wird beschrieben, dass jeder Bewohner individuell gefördert wird und das seelische Wohlbefinden im Vordergrund steht. Betont werden auch die Einzelgespräche die die Pfleger mit den Bewohnern führen. Für Abwechslung ist laut des Prospektes ebenfalls gesorgt, sodass bei de Bewohner die Langeweile nicht aufkommt.[10]

6. Diskussionen

Nachdem nun reichlich recherchiert wurde, ist noch Bedarf für Diskussionen da. Es sollte in Betracht gezogen werden, die Augenzeugenberichte und die Meinung darüber zu veröffentlichen, beispielsweise kann dies beim Medizinischen Gesundheitsdienst (MDK) getan werden, oder aber es wird sich an die Presse gewannt. Jedoch ist es eher unwahrscheinlich das ein Bericht mehr oder weniger etwas an dieser großen Problematik ändern wird, da eine Belegarbeit einer Gymnasialschülerin nicht so bedeutsam erscheint.

7. Fazit und Ausblick

Der Artikel 1 des Grundgesetzes lautet: „Die Würde des Menschen ist unantastbar.". Und dieser Satz sollte im Gedächtnis bleiben, wenn über Gewalt in der Pflege geforscht und diskutiert wird. Anhand der beiden analysierten Fälle, des Augenzeugenberichtes, der Definition von Gewalt, sowie der

---

[9] Machtmissbrauch in Altersheimen: http://www.taz.de/!5080082/ letzter Zugriff 20.05.2018

[10] Inhalte aus dem Prospekt der K&S Seniorenresidenz Plauen entnommen letzter Zugriff 20.05.2018

Beschreibung der Pflegeeinrichtung konnten viele Eindrücke gesammelt und klare Ergebnisse dargelegt werden. Fakt ist, dass Gewalt in der Pflege ein umfangreiches und ernstzunehmendes Thema ist. Laut WHO müssen fast 4 Millionen Menschen pro Jahr in Deutschlands Pflegeheimen Misshandlungen erfahren.[11] Es sind wahrscheinlich mehrere hunderte von Pflegeheimen davon betroffen, jedoch sind nicht viele dieser Vorfälle bekannt. Festgestellt wurde ganz klar, dass andere Pfleger nicht einfach zusehen sollten, sonder selbst etwas gegen die Problematik tun und es der Heimleitung melden, denn nur so können schlimmere Dinge verhindert werden. Es ist oftmals so, dass die Heimleiter gar nichts, von den dort herrschenden Zuständen wissen, da sie nur selten Kontrollgänge machen und sollte es zu so einem Kontrollgang kommen, dann sind die Pfleger meist vorgewarnt und halten sich entsprechend an die Regeln und die Grundlage des Gesetzes. Jedoch sollte diese Problematik auch nicht auf alle Pflegeheime beschränken und diese dann verurteilen. In vielen Fällen wird auch das Ignorieren der Äußerungen der Patienten, auf den Bezug zur Gewalt als negativ beschreiben. Auf Grund dessen sollte jeder kleine Hinweis von den zu Pflegenden ernst genommen und überprüft werden, denn nur so kann sich die Gewalt in der Pflege reduzieren. Feststeht auch, dass Pflegeeinrichtungen allgemein viel besser beschrieben werden, als das sie es wirklich sind. Dies führt dazu, dass notdürftige Menschen ein gutes Gefühl bekommen, wenn sie die entsprechende Broschüre lesen und darauf vertrauen, dass dies so stimmt, wie es beschrieben wird. Doch oftmals ist die Realität anders, wie zuvor noch vermutet. Laut UKV, der Union Krankenversicherung, ist das geringe Personal, die schlechten Arbeitsbedingungen, die fehlende Aufklärung und eine schlechte Ausbildung, der Grund dafür, dass viele Pfleger auf Grund von Stress überreagiert (siehe Anhang 2). Diese Problematik sollte so schnellst als möglich beseitigt, bzw. verringert werden.

---

[11] WHO: https://www.ukv.de/content/service/gesundheit-aktuell/gewaltfreie-pflege/ letzter Zugriff 25.05.2018

8. Anlagen

Anlage 1 [12]

Pflege-Charta

Rechte hilfe- und pflegebedürftiger Menschen

#		
1	**Selbstbestimmung und Hilfe zur Selbsthilfe**	Jeder hilfe- und pflegebedürftige Mensch hat das Recht auf Hilfe zur Selbsthilfe und auf Unterstützung, um ein möglichst selbst-bestimmtes und selbstständiges Leben führen zu können.
2	**Körperliche und seelische Unversehrtheit, Freiheit und Sicherheit**	Jeder hilfe- und pflegebedürftige Mensch hat das Recht, vor Gefahren für Leib und Seele geschützt zu werden.
3	**Privatheit**	Jeder hilfe- und pflegebedürftige Mensch hat das Recht, vor Gefahren für Leib und Seele geschützt zu werden.
4	**Pflege, Betreuung und Behandlung**	Jeder hilfe- und pflegebedürftige Mensch hat das Recht auf eine an seinem persönlichen Bedarf ausgerichtete, gesundheitsfördernde und qualifizierte Pflege, Betreuung und Behandlung.
5	**Information, Beratung und Aufklärung**	Jeder hilfe- und pflegebedürftige Mensch hat das Recht, auf umfassende Informationen über Möglichkeiten und Angebote der Beratung, der Hilfe und Pflege sowie der Behandlung.
6	**Kommunikation, Wertschätzung und Teilhabe an der Gesellschaft**	Jeder hilfe- und pflegebedürftige Mensch hat das Recht auf Wertschätzung, Austausch mit anderen Menschen und Teilhabe am gesellschaftlichen Leben.
7	**Religion, Kultur und Weltanschauung**	Jeder hilfe- und pflegebedürftige Mensch hat das Recht, seiner Kultur und Weltanschauung entsprechend zu leben und seine Religion auszuüben.
8	**Selbstbestimmung und Hilfe zur Selbsthilfe**	Jeder hilfe- und pflegebedürftige Mensch hat das Recht, in Würde zu sterben.

Pflege-Charta

In der Pflege-Charta sind in acht Artikeln die Rechte von hilfe- und pflegebedürftigen Menschen in verschiedenen Lebensbereichen festgeschrieben.

Die Charta geht zurück auf die Arbeiten des „Runden Tisches Pflege", der zwischen 2003 bis 2005 von der damaligen Bundesregierung einberufen wurde.

---

[12] Pflege-Charta: https://www.ukv.de/content/service/gesundheit-aktuell/gewaltfreie-pflege/ letzter Zugriff 20.05.2018

Anlage 2 [13]

Umfrage von 2016

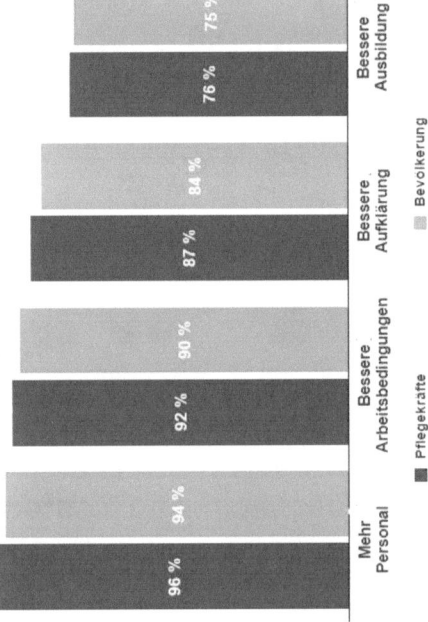

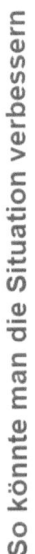

[13] Probleme: https://www.ukv.de/content/service/gesundheit-aktuell/gewaltfreie-pflege/ letzter Zugriff 25.05.2018

BEI GRIN MACHT SICH IHR WISSEN BEZAHLT

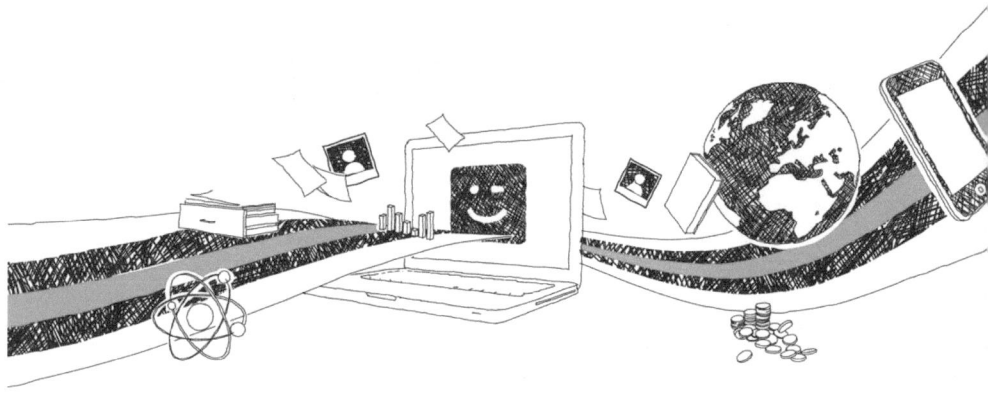

- Wir veröffentlichen Ihre Hausarbeit, Bachelor- und Masterarbeit

- Ihr eigenes eBook und Buch - weltweit in allen wichtigen Shops

- Verdienen Sie an jedem Verkauf

Jetzt bei www.GRIN.com hochladen und kostenlos publizieren

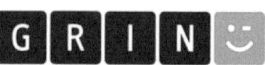